CW00665327

Dieta Mediterrânica

Receitas Fáceis para Mudar o Seu Estilo de Vida
e Melhorar a Sua Saúde

Sumário

3

Introdução

A dieta mediterrânea não exclui explicitamente nenhum grupo alimentar; simplesmente promove melhores escolhas alimentares, tais como substituir gorduras ruins por gorduras boas, carne vermelha por frutos do mar e assim por diante. Promove alimentos que estão o mais próximo possível de seu estado natural. A dieta mediterrânea é uma das dietas mais fáceis de seguir, bem como uma das melhores dietas para uma ampla gama de doenças crônicas. Foi demonstrado que diminui o risco de diabetes, doenças cardiovasculares e câncer. A dieta mediterrânea pode ajudá-lo a perder quilos indesejados e retardar o processo de envelhecimento em cinco a dez anos. Mas o que torna os hábitos alimentares dos italianos e gregos um plano de dieta genial é que não se trata apenas de comida; é todo um estilo de vida! Ao longo das décadas, a dieta mediterrânea teve um aumento lento no mundo ocidental. Muitos países do oeste demoraram a entendê-lo, mas assim que o fizeram, perceberam que haviam descoberto a chave do Elixir da Vida. A dieta mediterrânea não apenas ajudou as pessoas a confiarem em uma dieta saudável e completa, mas também as ajudou a perder peso, fortalecer seu sistema imunológico, melhorar sua vitalidade e até mesmo contribuir para uma pele saudável. Em outras palavras, a dieta mediterrânea ajudou as pessoas a se sentir bem e ter uma boa aparência. A combinação de benefícios mudou a percepção das pessoas sobre o que deveriam comer e questionou seus hábitos alimentares.

Por exemplo, muitas pessoas costumam pular o café da manhã porque sentem que fazer uma refeição matinal acrescenta mais peso a seus corpos. No entanto, a dieta mediterrânea não omite o café da manhã. Pelo contrário, considera o desjejum a refeição mais importante do dia. Os países que dependiam da dieta mediterrânea viram benefícios muito antes de qualquer pesquisa científica ser realizada. Eles não tinham nenhuma pesquisa conduzida para guiá-los em direção a um determinado padrão alimentar ou conteúdo alimentar. Essencialmente, a dieta foi refinada ao longo de milênios, à medida que novos métodos de cozimento foram introduzidos. Mas a adesão a uma forma saudável de dieta permaneceu, não importa quantos anos a dieta cresceu.

Tudo se resume ao que comemos, quando comemos e em que quantidades. A dieta mediterrânea é a dieta tradicional dos povos da região mediterrânea. Tem se mostrado mais saudável do que as dietas americanas e britânicas típicas. Esta dieta contém muitas frutas frescas, vegetais e peixes. Também permite grãos integrais em vez de arroz branco refinado, como outras dietas. A dieta mediterrânea é considerada um padrão dietético de baixo índice glicêmico, o que significa que não aumentará seus níveis de açúcar no sangue. Ela contém muitas vitaminas e minerais que ajudam a manter um coração saudável e um sistema imunológico forte. Este livro foi escrito especificamente para pessoas que desejam aderir a essa forma saudável de alimentação. Ele vai te ensinar como a dieta mediterrânea pode mudar sua vida para sempre!

Durante séculos, as pessoas têm cortado os alimentos não saudáveis e adicionado mais alimentos saudáveis à sua dieta. No entanto, por alguma razão, esse bom hábito parece ter parado antes mesmo de começar. Não mais. Em "Preparação de Refeições da Dieta Mediterrânea", você aprenderá os segredos para perder gordura da barriga: e deixar seu corpo em melhor forma.

Este livro mostrará como você pode:

Ficar saudável com novas escolhas de alimentos. Obter mais energia.

Perder a gordura da barriga: sem fazer dieta; aproveitar os métodos caseiros de preparação de refeições. Encontrar alternativas saudáveis para as guloseimas tradicionais. Obter os nutrientes certos.

O Mediterrâneo pode ser considerado uma planta decorativa e bonita. Na região do Mediterrâneo, há tantas palmeiras que dão à área um ar de resort. No entanto, a planta ganhou popularidade nos últimos anos porque tem vários benefícios para a saúde. Essa dieta enfatiza alimentos frescos, integrais, não processados e minimamente alterados. Os benefícios de comer da maneira mediterrânea incluem um risco menor de doenças cardíacas, câncer, acidentes vasculares, depressão, obesidade e diabetes.

Capítulo 1. Como a Dieta Mediterrânea Funciona e Seus Benefícios

A dieta mediterrânea ganhou popularidade na área médica por causa de seus benefícios comprovados para a saúde do coração. Porém, muitas pesquisas mostraram que a dieta mediterrânea pode ter uma lista muito mais longa de benefícios à saúde que vão além do coração. Isso abordará apenas algumas das muitas melhorias que você pode experimentar com sua saúde ao iniciar a dieta mediterrânea.

Saúde Cardíaca e Risco Reduzido de Acidente Vascular

A saúde do coração é muito afetada pela dieta. Manter níveis saudáveis de colesterol bom, pressão sanguínea, açúcar no sangue e manter um peso saudável resulta em uma saúde cardíaca ideal. Sua dieta afeta diretamente cada um desses componentes. Aqueles que estão em maior risco são freqüentemente aconselhados a aderir a uma dieta com baixo teor de gordura. Uma dieta com baixo teor de gordura elimina todas as gorduras, incluindo as provenientes de óleos, nozes e carnes vermelhas. Estudos demonstraram que a dieta mediterrânea, que inclui gorduras saudáveis, é mais eficaz na redução dos riscos cardiovasculares do que uma dieta padrão com baixo teor de gordura (são carnes vermelhas processadas, 2019). Isso ocorre porque as gorduras insaturadas consumidas na dieta mediterrânea não apenas reduzem os níveis de colesterol ruim, mas também aumentam os níveis de colesterol bom.

A dieta mediterrânea também enfatiza a importância da atividade física diária e da redução do estresse ao desfrutar de momentos de qualidade com amigos e família. Cada um desses elementos, junto com a ingestão de mais alimentos à base de plantas, melhora significativamente a saúde do coração e reduz o risco de muitas doenças relacionadas ao coração. Ao aumentar a ingestão de frutas e vegetais frescos e, ao mesmo tempo, acrescentar atividades físicas diárias regulares, você melhora não apenas a saúde do coração, mas também sua saúde em geral.

Reduz a Fraqueza Muscular e Óssea Relacionada ao Envelhecimento

Ter uma dieta bem balanceada que forneça uma grande variedade vitaminas e minerais é essencial para reduzir a fraqueza muscular e a degradação óssea. Isso é especialmente importante à medida que você envelhece. Lesões relacionadas a acidentes, como tropeçar, cair ou escorregar ao caminhar, podem causar lesões graves. Conforme você envelhece, isso se torna ainda mais preocupante, pois quedas simples podem ser fatais. Muitos acidentes ocorrem devido ao enfraquecimento da massa muscular e à perda densidade óssea. As mulheres, especialmente aquelas que estão entrando na fase da menopausa, correm um risco maior de sofrer lesões graves devido a quedas acidentais porque os níveis de estrogênio diminuem significativamente nessa época. Essa diminuição do estrogênio resulta em perda de massa óssea e muscular. A diminuição do estrogênio também pode causar enfraquecimento dos ossos, que com o tempo, evolui para osteoporose.

Manter a massa óssea saudável e a agilidade muscular à medida que você envelhece pode ser um desafio. Quando você não está recebendo os nutrientes adequados para ter ossos e músculos saudáveis, aumentam os riscos desenvolver osteoporose. A dieta mediterrânea oferece uma maneira simples de atender às necessidades dietéticas necessárias para melhorar o funcionamento dos ossos e músculos.

Antioxidantes, vitaminas C e K, carotenóides, magnésio, potássio e fitoestrogênios são minerais e nutrientes essenciais para uma saúde musculoesquelética ideal. Alimentos à base de plantas, gorduras insaturadas e grãos integrais ajudam a fornecer o equilíbrio necessário de nutrientes para manter seus ossos e músculos saudáveis. Manter uma dieta mediterrânea pode melhorar e reduzir a perda de massa óssea conforme o envelhecimento.

A dieta ocidental consiste em muitos alimentos que aumentam o risco da doença de Alzheimer, como carne processada, grãos refinados como pão branco e massas e adição de açúcar. Alimentos que contêm dactil, que é um produto químico comumente usado no processo de refinamento, aumentam o acúmulo de placa beta-amilóide no cérebro. Pipoca de microondas, margarina e manteiga são alguns dos alimentos mais consumidos que contêm esse produto químico nocivo. Não é de admirar que o Alzheimer esteja se tornando uma das principais causas de morte entre os americanos.

A dieta mediterrânea, por outro lado, inclui uma ampla variedade alimentos que comprovadamente aumentam a memória e diminuem o declínio cognitivo. Vegetais com folhas escuras, frutas vermelhas frescas, azeite de oliva extra-virgem e peixe fresco contêm vitaminas e minerais que estimulam e podem melhorar a saúde do cérebro. A dieta mediterrânea pode ajudá-lo a fazer as mudanças necessárias na dieta e no estilo de vida que podem diminuir significativamente o risco de Alzheimer.

A dieta mediterrânea incentiva a melhora na dieta e na atividade física. Esses dois componentes são os fatores mais importantes que o ajudarão a controlar os sintomas do diabetes e a reduzir o risco desenvolver a doença.

Benefícios Adicionais

Além dos benefícios significativos para o coração e o cérebro, a dieta mediterrânea pode melhorar significativamente muitos outros fatores importantes em sua vida. Uma vez que a dieta mediterrânea foca em uma alimentação saudável, em exercícios físicos e no conectar com outras pessoas, você pode ver melhorias em sua saúde mental e física e, muitas vezes, sentirá que está vivendo uma vida mais satisfatória.

Longevidade

A dieta mediterrânea ajuda a reduzir o risco de muitos problemas de saúde. Seus benefícios para a saúde do coração, do cérebro e do humor resultam em uma vida mais longa e agradável. Quando você elimina o risco desenvolver certas doenças, como as cardiovasculares, diabetes e demência, aumenta sua expectativa de vida. Porém, eliminar esses riscos à saúde não é a única causa para o aumento da longevidade na dieta mediterrânea. O aumento da atividade física e profunda conexão social também desempenha um papel significativo em uma vida mais longa.

Energia

Seguir uma dieta mediterrânea tem como foco abastecer seu corpo. Outras dietas se concentram apenas em preencher seu corpo, e muitas vezes são feitas por meio de calorias vazias. Quando seu corpo está recebendo os nutrientes de que necessita, ele pode funcionar adequadamente e isso faz com que você se sinta mais energizado ao longo do dia. Você não vai precisar depender de bebidas açucaradas, cafeína em excesso ou barras energéticas cheias de açúcar para te pôr em movimento te manter em frente. Você vai se sentir menos pesado depois de comer e isso resulta em você ser capaz de trabalhar em níveis elevados de produção.

Pele Limpa

Uma pele saudável começa dentro para fora. Quando você fornece alimentos saudáveis ao corpo, isso se irradia pela pele. Os antioxidantes do azeite de oliva extra virgem são suficientes para manter sua pele com aparência jovem e saudável. No entanto, a dieta mediterrânea inclui muitas frutas e vegetais frescos cheios de antioxidantes. Esses antioxidantes ajudam a reparar as células danificadas do corpo e a promover o crescimento saudável das células. Comer uma variedade gorduras saudáveis também mantém a elasticidade da pele e pode protegê-la do envelhecimento prematuro.

Sono Melhor

Açúcar e cafeína podem causar distúrbios significativos do sono. Além disso, outros alimentos, como os processados, podem atrapalhar a quantidade sono adequado alcançado. Quando você está comendo os alimentos certos, pode notar uma mudança em seus padrões de sono. Seu corpo vai querer descansar para se recuperar e absorver adequadamente as vitaminas e minerais consumidos ao longo do dia. Seu cérebro será capaz de entrar no modo de hibernação com facilidade porque recebeu as vitaminas de que precisa para funcionar adequadamente. Quando ocorre a quantidade certa de sono, você, por sua vez, tem mais energia no dia seguinte e isso também pode melhorar significativamente o seu humor. A dieta mediterrânea aumenta o consumo de alimentos ricos em nutrientes e evita o excesso de açúcar e alimentos processados, que são conhecidos por causar problemas de sono.

Além disso, a dieta mediterrânea permite que você mantenha um peso saudável, o que reduz o risco desenvolver distúrbios do sono, como a apneia. A apneia do sono é comum em indivíduos com sobrepeso e obesos. Isso faz com que as vias aéreas fiquem bloqueadas, dificultando a respiração. Isso faz com que você não receba oxigênio suficiente ao dormir, o que pode fazer com que você acorde repentinamente e com frequência durante a noite.

Protege Contra o Câncer

Muitos alimentos à base de plantas, especialmente aqueles nos grupos de cor amarela e laranja, contêm agentes que combatem o câncer. O aumento dos antioxidantes consumidos pela ingestão de frutas e vegetais frescos, bem como de grãos integrais, pode ajudar a proteger as células do corpo contra o desenvolvimento de células cancerígenas. Beber uma taça de vinho tinto também fornece compostos protetores do câncer.

Mantém um Peso Saudável

Na dieta mediterrânea, você consumirá principalmente alimentos integrais e frescos. Comer mais alimentos ricos em vitaminas, minerais e nutrientes é essencial para manter um peso saudável. A dieta é fácil de seguir e não há restrições de calorias que você precise seguir à risca. Isso a torna um plano altamente sustentável para quem deseja perder peso ou manter um peso saudável. Tenha em mente que esta não é uma opção para perder peso rápido. Esta é uma dieta de estilo de vida que permitirá que você mantenha uma saúde ótima por anos, não apenas alguns meses.

Capítulo 2. Café da Manhã

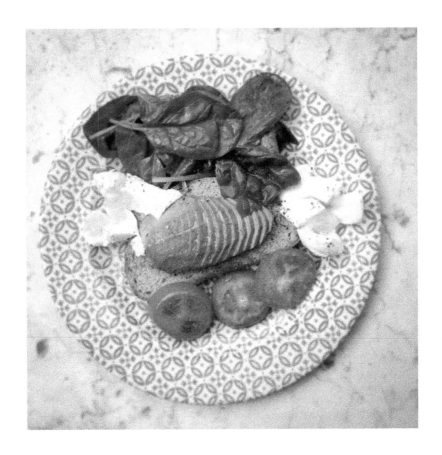

1. Ovos Mexidos com Salmão Defumado

Tempo de Preparo: 5 minutos

Tempo de Cozimento: 10 minutos

Porções: 4

Ingredientes:

- 4 ovos

- 6 claras de ovo

- 1/8 de colher de chá de pimenta preta moída fresca

- 2 colheres de sopa de azeite de oliva extra-virgem

- 1/2 cebola roxa, picadinha

- 150 gramas de salmão defumado em lascas

- 2 colheres de sopa de alcaparras escorridas

Modo de Preparo:

1. Bata o ovos, as claras e a pimenta. Reserve.

2. Aqueça bem o azeite de oliva.

3. Adicione a cebola roxa e cozinhe por cerca de 3 minutos, mexendo ocasionalmente até que fique macia.

4. Coloque o salmão e as alcaparras e cozinhe por 1 minuto.

5. Adicione a mistura de ovo e cozinhe de 3 a 5 minutos, mexendo frequentemente até que os ovos estejam cozidos.

Informação Nutricional:

- Calorias: 189

- Proteína: 16 g

- Carboidratos Totais: 2 g

- Fibras: 1 g

- Gorduras Totais: 13 g

- Sódio: 806 mg

2. Ovos Poché com Purê de Avocado

Tempo de Preparo: 10 minutos

Tempo de Cozimento: 5 minutos

Porções: 4

Ingredientes:

- 2 avocados, descascados e sem semente
- 1/4 xícara de folhas frescas de manjericão picadas
- 3 colheres de sopa de vinagre de vinho tinto, separadas
- Suco de 1 limão
- Raspas de 1 limão
- 1 dente de alho moído
- 1 colher de chá de sal marinho
- 1/8 colher de chá de pimenta preta moída fresca
- Pitada de pimento caiena, a gosto
- 4 ovos

Modo de Preparo:

1. No liquidificador, coloque os avocados, o manjericão, 2 colheres de sopa de vinagre, o suco e as raspas de limão, o alho, 1/2 colher de chá de sal marinho, e as pimentas. Bata por cerca de 1 minuto até ficar homogêneo.

2. Encha uma frigideira antiaderente de 12 polegadas com cerca de três quartos de água e coloque em fogo médio. Junte a colher de

sopa de vinagre e a 1/2 colher de chá de sal marinho restantes. Deixe levantar fervura.

3. Com cuidado, quebre o ovo numa xícara. Segurando a xícara logo acima da água, despeje-o na água quente sem ferver, um por vez. Deixe os ovos por 5 minutos sem agitar a panela nem remover a tampa.

4. Usando uma escumadeira, cuidadosamente retire os ovos da água, permitindo que escorram completamente. Coloque cada ovo em um prato e uma colher do purê de abacate por cima.

Informação Nutricional:

- Calorias: 213

- Proteína: 2 g

- Carboidratos Totais: 11 g

- Fibras: 7 g

- Gorduras Totais: 20 g

- Sódio: 475 mg

3.   Batata Doce com Flocos de Coco

Tempo de Preparo: 15 minutos

Tempo de Cozimento: 1 hora

Porções: 2

Ingredientes:

- 500 gramas de batata doce
- 1 colher de sopa de xarope de bordo
- 1/4 de xícara de iogurte grego de coco sem gordura
- 1/8 de xícara de flocos de coco torrados sem açúcar
- 1 maçã picada

Modo de Preparo:

1. Pré-aqueça o forno a 400°F.

2. Coloque as batatas em uma assadeira. Asse por 45-60 minutos ou até ficarem macias.

3. Use uma faca afiada para marcar um "X" nas batatas com o auxílio de um garfo.

4. Cubra com flocos de coco, maçã picada, iogurte grego, e xarope de bordo.

5. Sirva imediatamente.

Informação Nutricional:

- Calorias: 321; Gordura: 3 g
- Carboidratos: 70 g; Proteína: 7 g
- Açúcares: 0.1 g; Sódio: 3%

4. Smoothie de Linhaça e Banana

Tempo de Preparo: 5 minutos

Tempo de Cozimento: 0 minutos

Porções: 4

Ingredientes:

- 1 frozen banana

- 1/2 xícara de leite de amêndoas

- Extrato de baunilha

- 1 colher de sopa de manteiga de amêndoas

- 2 colheres de sopa de linhaça

- 1 colher de chá de xarope de bordo

Modo de Preparo:

1. Junte todos os ingredientes em um processador de alimentos ou liquidificador e deixe bater até ficar homogêneo. Despeje a mistura em um copo e aproveite.

Informação Nutricional:

- Calorias: 376

- Gordura: 19.4 g

- Carboidratos: 48.3 g

- Proteína: 9.2 g

- Sódio: 64.9 mg

5. Smoothie de Tofu Frutado

Tempo de Preparo: 5 minutos

Tempo de Cozimento: 0 minutos

Porções: 2

Ingredientes:

- 1 xícara de água bem gelada

- 1 xícara prensada de espinafre

- 1/4 xícaras de pedaços de manga congelados

- 1/2 xícaras de pedaços de abacaxi congelados

- 1 colher de sopa de semente de chia

- 1 pacote de tofu tipo seda

- 1 banana média congelada

Modo de Preparo:

1. Coloque todos os ingredientes no liquidificador e bata até ficar homogêneo e cremoso.

2. Divida uniformemente em dois copos, sirva e aproveite.

Informação Nutricional:

- Calorias: 175; Gordura: 3.7 g

- Carboidratos: 33.3 g

- Proteína: 6.0 g

- Açúcares: 16.3 g; Sódio: 1%

Capítulo 3. Almoço

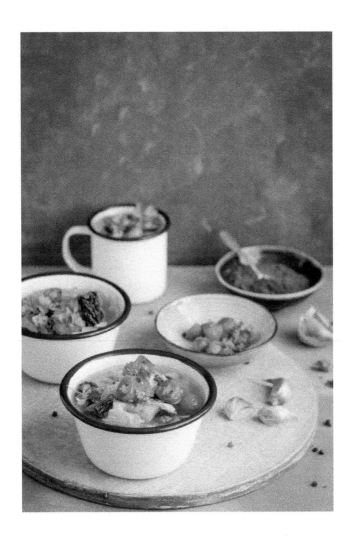

6.   Sopa de Tomate e Couve-flor

Tempo de Preparo: 10 minutos

Tempo de Cozimento: 35 minutos

Porções: 4

Ingredientes:

- 1 cebola picada

- 1 cenoura picada

- 1/2 xícara de salsão picado

- 1 colher de sopa de azeite de oliva

- 1 500 gramasde couve-flor sem o talo

- Uma pitada de sal e pimenta preta

- 1 pimentão vermelho picado

- 5 xícaras de caldo de legumes

- 500 gramas de tomate picado

- 1 colher de sopa de coentro picado

Modo de Preparo:

1. Aqueça uma panela com o azeite em fogo médio-alto; junte a cebola, o salsão, a cenoura, e o pimentão e refogue por 10 minutos.

2. Adicione a couve-flor e o outros ingredientes. Misture e cozinhe em fogo médio por mais 25 minutos.

3. Divida a sopa em tigelas e sirva.

Informação Nutricional:

- Calorias: 210

- Gordura: 1 g

- Fibras: 5 g

- Carboidratos: 14 g

- Proteína: 6 g

7.   Mix de Bacalhau ao Limão

Tempo de Preparo: 10 minutos

Tempo de Cozimento: 25 minutos

Porções: 4

Ingredientes:

- 4 filés de bacalhau sem pele
- 2 dentes de alho espremidoss
- 2 cebolas tipo cebola tipo shallot picadas
- Sal e pimenta preta a gosto
- 2 colheres de sopa de azeite de oliva
- 2 colheres de sopa de estragão picado
- 1/2 xícara de azeitona preta
- Suco de 1 limão
- 1/4 de xícara de caldo de galinha
- 1 colher de sopa de cebolete picada

Modo de Preparo:

1. Aqueça o óleo. Adicione a cebola e o alho e refogue por 5 minutos.

2. Junte o peixe e sele dos dois lados.

3. Adicione os ingredientes restantes, coloque a frigideira no forno e asse a 360 ° F por 15 minutos.

4. Divida a mistura entre os pratos e sirva para o almoço.

Informação Nutricional:

- Calorias: 173

- Gordura: 3 g

- Fibras: 4 g

- Carboidratos: 9 g

- Proteína: 12 g

Tempo de Preparo: 10 minutos

Tempo de Cozimento: 15 minutos

Porções: 4

Ingredientes:

- 1 500 gramasde couve picada

- Sal e pimenta preta a gosto

- 5 xícaras de caldo de legumes

- 2 cenoura fatiada

- 1 cebola picada

- 1 colher de sopa de azeite de oliva

- 1 colher de sopa de salsinha picada

- 1 colher de sopa de suco de limão

Modo de Preparo:

1. Aqueça uma panela com o azeite em fogo médio; adicione a cenoura e a cebola, mexa e refogue por 5 minutos.

2. Adicione a couve e o outros ingredientes, mexa e cozinhe em fogo médio por mais 10 minutos.

3. Divida a sopa em tigelas e sirva.

Informação Nutricional:

- Calorias: 210

- Gordura: 7 g

- Fibras: 2 g

- Carboidratos: 10 g

- Proteína: 8 g

8. Mix de Salmão ao Balsâmico

Tempo de Preparo: 10 minutos

Tempo de Cozimento: 20 minutos

Porções: 4

Ingredientes:

- 4 filés de salmão limpos
- 1 colher de sopa de azeite de oliva
- 2 bulbos de erva doce em tiras
- 1 colher de sopa de vinagre balsâmico
- 1 colher de sopa de suco de limão
- 1/2 colher de chá de cominho em pó
- 1/2 colher de chá de orégano seco
- 1 colher de sopa de cebolete picada
- Sal e pimenta preta a gosto

Modo de Preparo:

1. Aqueça o azeite e adicione a erva-doce, mexa e refogue por 5 minutos.

2. Junte o peixe e sele dos dois lados.

3. Adicione os ingredientes restantes, cozinhe tudo por mais 10 minutos, divida entre os pratos e sirva.

Informação Nutricional:

- Calorias: 200

- Gordura: 2 g

- Fibras: 4 g

- Carboidratos: 10 g

- Proteína: 8 g

9.   Sopa de Cenoura e Açafrão

Tempo de Preparo: 10 minutos

Tempo de Cozimento: 25 minutos

Porções: 4

Ingredientes:

- 1 500 gramasde cenoura sem casca e fatiada

- 2 colheres de sopa de azeite de oliva

- 1 cebola picada

- 1 colher de chá de alecrim seco

- 1 colher de chá de cominho em pó

- 2 dentes de alho espremidoss

- Uma pitada de sal e pimenta preta

- 5 xícaras de caldo de legumes

- 1/2 colher de chá de açafrão em pó

- 1 xícara de leite de coco

- 1 colher de sopa de cebolete picada

Modo de Preparo:

1. Aqueça uma panela com o óleo em fogo médio; adicione a cebola e o alho e refogue por 5 minutos.

2. Junta a cenoura, o caldo e o outros ingredientes exceto o cebolete e misture.

3. Divida a sopa em tigelas, polvilhe o cebolete por cima e sirva para o almoço.

Informação Nutricional:

- Calorias: 210

- Gordura: 8 g

- Fibras: 6 g

- Carboidratos: 10 g

- Proteína: 7 g

10. Sopa de Alho-poró

Tempo de Preparo: 10 minutos

Tempo de Cozimento: 20 minutos

Porções: 4

Ingredientes:

- 4 alhos-poró fatiados

- 1 cebola picada

- 1 colher de sopa de óleo de abacate

- Uma pitada de sal e pimenta preta

- 2 dentes de alho espremidos

- 4 xícaras de sopa de legumes

- 1/2 xícara de leite de coco

- 1/2 colher de chá de noz-moscada em pó

- 1/4 colher de chá de pimento vermelha amassada

- 1/2 colher de chá de alecrim seco

- 1 colher de sopa de salsinha picada

Modo de Preparo:

1. Aqueça uma panela com óleo em fogo médio-alto; adicione a cebola e o alho e refogue por 2 minutos.

2. Adicione o alho-poró, mexa e refogue por mais 3 minutos.

3. Junte os ingredientes exceto a salsinha e cozinhe em fogo médio por mais 15 minutos.

4. Bata a sopa no liquidificador, divida em tigelas, polvilhe a salsa por cima e sirva.

Informação Nutricional:

- Calorias: 268

- Gordura: 11.8 g

- Fibras: 4.5 g

- Carboidratos: 37.4 g

- Proteína: 6.1 g

Capítulo 4. Jantar

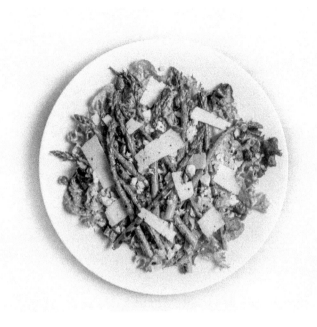

11.   Salada de Aspargos

Tempo de Preparo: 10 minutos

Tempo de Cozimento: 15 minutos

Porções: 3

Ingredientes:

- 300 gramas de asparagos

- 1 colher de sopa de azeite de oliva

- 1/2 colher de chá de pimenta branca

- 150 gramas de queijo feta esfarelado

- 1 xícara de alface picado

- 1 colher de sopa de óleo de canola

- 1 colher de chá de vinagre de cidra de maçã

- 1 tomate picado

Modo de Preparo:

1. Pré-aqueça o forno a 365 ° F.

2. Coloque os espargos na assadeira, polvilhe com azeite de oliva e pimenta branca e transfira para o forno pré-aquecido. Asse por 15 minutos.

3. Enquanto isso, coloque o queijo feta esfarelado em uma tigela de salada.

4. Adicione o alface e o tomate picados.

5. Polvilhe os ingredientes com o vinagre de cidra de maçã.

6. Deixe os aspargos esfriarem em temperatura ambiente e acrescente à salada.

7. Sacudir a salada delicadamente antes de servir.

Informação Nutricional:

- Calorias: 207

- Gordura: 17.6 g

- Fibras: 2.4 g

- Carboidratos: 6.8 g

- Proteína: 7.8 g

12.   Tabule de Couve-flor

Tempo de Preparo: 10 minutos

Tempo de Cozimento: 4 minutos

Porções: 4

Ingredientes:

- 1 500 gramasde couve-flor

- 1 pepino picado

- 2 colheres de sopa de suco de limão

- 2 colheres de sopa de azeite de oliva

- 1/2 xícara de salsinha fresca

- 1 dente de alho picado

- 50 gramas cebolinha picada

- 1 colher de chá de hortelã

Modo de Preparo:

1. Limpe e corte a cabeça de couve-flor. Transfira para o processador de alimentos e pulse até obter couve-flor com aparência de arroz.

2. Transfira a couve-flor para a tigela de vidro. Adicione o suco de limão e a cebolinha picada. Misture.

3. Coloque no microondas por 4 minutos.

4. Enquanto isso, bata no liquidificador o azeite de oliva, a salsa e o alho picado.

5. Misture a couve-flor cozida com a mistura de salsa. Adicione os pepinos e a hortelã picada.

6. Misture e transfira para pratos de servir.

Informação Nutricional:

- Calorias: 108

- Gordura: 7.3 g

- Fibras: 3.7 g

- Carboidratos: 10.2 g

- Proteína: 3.2 g

13. Alcachofra Recheada

Tempo de Preparo: 10 minutos

Tempo de Cozimento: 15 minutos

Porções: 4

Ingredientes:

- 2 alcachofras

- 4 colher de sopa de parmesão ralado

- 2 colher de chá de farinha de amêndoas

- 1 colher de chá de alho em pó

- 3 colheres de sopa de sour cream

- 1 colher de chá de óleo de abacate

- 1 xícara de água

Modo de Preparo:

1. Coloque a água na panela e deixe ferver.

2. Quando a água estiver fervendo, acrescente as alcachofras e ferva por 5 minutos.

3. Escorra a água das alcachofras e corte-as.

4. Remova o coração da alcachofra.

5. Pré-aqueça o forno a 365 ° F.

6. Misture a farinha de amêndoas, o parmesão ralado, o alho em pó, o sour cream e o óleo de abacate.

7. Recheie as alcachofras com a mistura de queijo e coloque na assadeira.

8. Asse por 10 minutos.

9. Em seguida, corte todas as alcachofras ao meio e transfira para os pratos de servir.

Informação Nutricional:

- Calorias: 162

- Gordura: 10.7 g

- Fibras: 5.9 g

- Carboidratos: 12.4 g

- Proteína: 8.2 g

14. Picadinho de Carne

Tempo de Preparo: 10 minutos

Tempo de Cozimento: 18 minutos

Porções: 2

Ingredientes:

- 1 500 gramasde filé de costela sem osso (Rib Eye)
- 2 dentes de alho descascados e picados
- 2 colheres de sopa de manteiga
- 1 colher de sopa de sour cream
- 1/2 colher de chá de sal
- 1/2 colher de chá de pimenta chili
- 1 colher de sopa de suco de limão

Modo de Preparo:

1. Corte a carne em tiras.
2. Tempere a carne com sal, pimenta e suco de limão.
3. Jogue a manteiga na frigideira. Adicione o alho picado e refogue por 2 minutos em fogo médio.
4. Em seguida, adicione as tiras de carne e doure em fogo alto por 2 minutos de cada lado.
5. Adicione o creme de leite e coloque a tampa. Cozinhe por mais 10 minutos em fogo médio. Mexa de vez em quando.
6. Transfira o picadinho de carne para os pratos de servir.

Informação Nutricional:

- Calorias: 641

- Gordura: 52.8 g

- Fibras: 0.1 g

- Carboidratos: 1.9 g

- Proteína: 42.5 g

15.   Pizza de Pão Pita com Figos e Prosciutto

Tempo de Preparo: 5 minutos

Tempo de Cozimento: 20 minutos

Porções: 6

Ingredientes:

- 4 pães pita

- 8 figos cortados em 4 partes

- 8 fatias de prosciutto

- 250 gramas de muçarela esfarelada

Modo de Preparo:

1. Coloque o pão em uma assadeira.

2. Cubra com o queijo e depois com os figos e o prosciutto.

3. Asse a 350 ° F por 8 minutos.

4. Sirva a pizza imediatamente.

Informação Nutricional:

- Calorias: 445

- Gordura: 13.7 g

- Carboidratos: 41.5 g

- Proteína: 39.0 g

16. Espaguete ao Molho de Mariscos

Tempo de Preparo: 5 minutos

Tempo de Cozimento: 45 minutos

Porções: 4

Ingredientes:

- 250 gramas de massa tipo espaguete

- 2 colheres de sopa de azeite de oliva

- 2 dentes de alho espremidos

- 2 tomates sem casca picados

- 1 xícara de tomate cereja cortado ao meio

- 1 500 gramasde mariscos frescos limpos e lavados

- 2 colheres de sopa de vinho branco

- 1 colher de chá de vinagre de xerez

Modo de Preparo:

1. Aqueça o azeite e adicione o alho. Refogue até soltar bastante o aroma, depois coloque os tomates, o vinho e o vinagre. Deixe cozinhar e depois junte os mariscos e continue cozinhando por mais 10 minutos.

2. Ferva a água com uma pitada de sal e acrescente o espaguete. Cozinhe por 8 minutos ou apenas até ficar al dente. Escorra bem e misture com o molho de mariscos.

3. Sirva imediatamente.

Informação Nutricional:

- Calorias: 305

- Gordura: 8.8 g

- Carboidratos: 48.3 g

- Proteína: 8.1 g

Capítulo 5. Arroz e Grãos

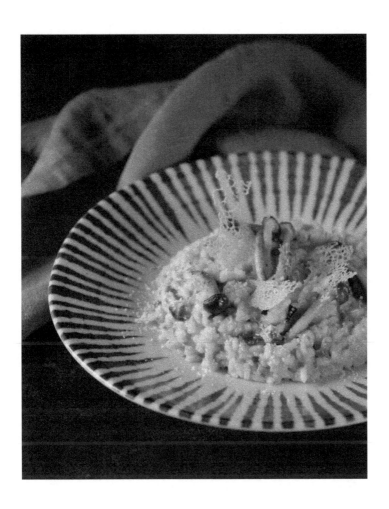

17.   Risoto Gourmet de Cogumelos

Tempo de Preparo: 20 minutos

Tempo de Cozimento: 15 minutos

Porções: 6

Ingredientes:

- 1 kg cogumelo Portobello picado

- 1 500 gramasde cogumelos brancos picados

- 2 cebolas tipo shallot picadas

- 3 colheres de sopa de azeite de oliva, separadas

- 1 e 1/2 xícara de arroz Arbóreo

- Sal e pimenta preta a gosto

- 1/2 xícara de vinho branco seco

- 4 colheres de sopa de manteiga

- 3 colheres de sopa de cebolete picadinha

- 6 xícaras de caldo de galinha, divididas

- 1/3 de xícara de queijo parmesão

Modo de Preparo:

1. Aqueça o caldo em fogo baixo.

2. Coloque 2 colheres de sopa de azeite de oliva em uma panela grande em fogo médio. Refogue os cogumelos e cozinhe até ficar macio. Retire os cogumelos com o líquido e reserve.

3. Coloque 1 colher de sopa de azeite de oliva na panela e junte a cebola. Refogue por 1 minuto e adicione o arroz, mexendo para firmar a película, por cerca de 2 minutos. Quando o arroz tiver adquirido uma cor dourada clara, despeje o vinho constantemente mexendo até que o vinho seja completamente absorvido.

4. Adicione 1/2 xícara de caldo de arroz e misture até que o caldo tenha sido absorvido. Continue a adicionar 1/2 xícara do caldo por vez, mexendo sempre.

5. Em seguida, retire do fogo e junte os cogumelos e seu líquido, a manteiga, a cebolete e o queijo parmesão. Tempere com sal e pimenta.

Informação Nutricional:

- Calorias: 418

- Gordura: 18.6 g

- Carboidratos: 55 g

- Proteína: 8.6 g

18. Feijão com Arroz do John

Tempo de Preparo: 20 minutos

Tempo de Cozimento: 15 minutos

Porções: 6

Ingredientes:

- 1 500 gramasde feijão vermelho cru

- 1 colher de sopa de óleo vegetal

- 12 gramas de linguiça tipo Andouille fatiada

- 1 xícara de cebola bem picadinha

- 3/4 de xícara de salsão picado

- 3/4 de xícara de pimenta poblano

- 4 dentes de alho espremidos

- 2 pints de caldo de galinha, ou mais se necessário

- 1 presunto de pernil defumado

- 2 folhas de louro

- 1 colher de chá de tomilho seco

- 1/2 colher de chá de pimenta caiena

- 1 colher de chá de pimenta preta moída fresca

- 2 colheres de sopa de cebolinha picada

- 4 xícaras de arroz branco cozido

Modo de Preparo:

1. Coloque o feijão em uma vasilha grande e cubra com alguns centímetros de água fria; deixe de molho durante a noite. Escorra e enxágue.

2. Aqueça o óleo e frite a linguiça no óleo bem quente por 5 a 7 minutos. Junte a cebola, o salsão e as pimentas poblano à linguiça; refogue e mexa até que os vegetais amoleçam e comecem a ficar transparentes, de 5 a 10 minutos. Adicione o alho à mistura de linguiça; refogue até soltar o aroma, cerca de 1 minuto.

3. Junte o feijão, o caldo de galinha, o pernil, as folhas de louro, a pimenta preta, o tomilho, a pimenta caiena à mistura de linguiça; leve para ferver por uma hora e meia, em fogo baixo e mexendo ocasionalmente.

4. Tempere com sal e cozinhe até o feijão ficar macio, a carne ficar macia e obter a consistência desejada, mais 1 e 1/2 a 2 horas. Ajuste o sal.

5. Coloque o arroz em tigelas, coloque a mistura de feijão vermelho sobre o arroz e decore com cebolinha.

Informação Nutricional:

- Calorias: 542

- Gordura: 25 g

- Carboidratos: 36 g

- Proteína: 8.6 g

19.   Sopa Cremosa De Frango E Arroz Selvagem

Tempo de Preparo: 10 minutos

Tempo de Cozimento: 15 minutos

Porções: 8

Ingredientes:

- 2 xícaras de água
- 4 xícaras de caldo de galinha
- 2 filés de frango desfiados
- 1 pacote de arroz branco de grão longo com sachê de tempero
- 1/2 colher de chá de sal
- 1/2 colher de chá de pimenta preta moída
- 3/4 xícara de farinha de trigo
- 1/2 xícara de manteiga
- 2 xícaras de creme de leite

Modo de Preparo:

1. Misture o caldo, a água e o frango em uma panela grande em fogo médio. Leve para ferver; Junte o arroz e reserve o sachê de temperos. Tampe e retire do fogo.

2. Misture o sal, a pimenta e a farinha. Derreta a manteiga. Adicione o conteúdo do sachê de ervas e refogue até que a mistura borbulhe. Abaixe o fogo e adicione a mistura de farinha em colheradas para formar um creme. Mexa o creme até que esteja

completamente homogêneo e liso. Cozinhe até engrossar, 5 minutos.

3. Adicione a mistura de creme ao caldo de arroz. Cozinhe em fogo médio por 10 a 15 minutos.

Informação Nutricional:

- Calorias: 426

- Gordura: 35 g

- Carboidratos: 41 g

- Proteína: 8.6 g

20.   Arroz com Cenoura

Tempo de Preparo: 5 minutos

Tempo de Cozimento: 15 minutos

Porções: 6

Ingredientes:

- 2 xícaras de água

- 1 tablete de caldo de galinha

- 1 cenoura ralada

- 1 xícara de arroz de grão longo cru

Modo de Preparo:

1. Ferva a água com o tablete de caldo e deixe dissolver.

2. Junte a cenoura e o arroz e deixe ferver novamente.

3. Abaixe o fogo, tampe e cozinhe por 20 minutos.

4. Retire do fogo e deixe descansar tampado por 5 minutos.

Informação Nutricional:

- Calorias: 125

- Gordura: 41 g

- Carboidratos: 32 g

- Proteína: 16 g

21.   Arroz ao Molho

Tempo de Preparo: 5 minutos

Tempo de Cozimento: 15 minutos

Porções: 6

Ingredientes:

- 3 xícaras de arroz cozido

- 1 e 1/4 de xícara de queijo Monterey Jack ralado

- 1 xícara de milho enlatado ou congelado

- 1/2 xícara de leite

- 1/3 xícara de sour cream

- 1/2 xícara de cebolinha picada

Modo de Preparo:

1. Pré-aqueça o forno.

2. Misture o arroz, uma xícara de queijo, o milho, o leite, o creme de leite e a cebolinha. Colocar numa assadeira de 1 litro e polvilhar o resto do queijo por cima.

3. Asse até que o queijo esteja derretido e a refeição esteja quente.

Informação Nutricional:

- Calorias: 110

- Gordura: 32 g

- Carboidratos: 54 g; Proteína: 12 g

Capítulo 6. Salada

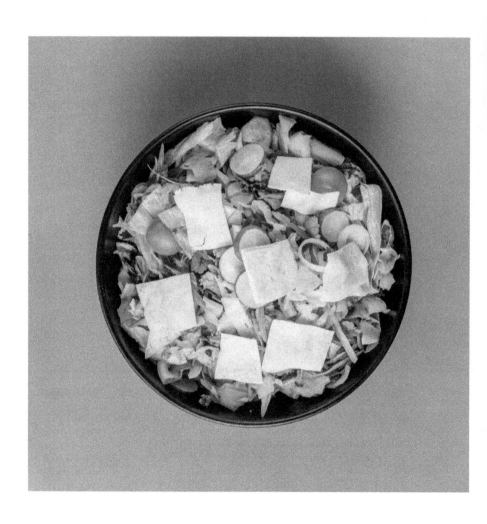

22. Salada Cremosa Fresca

Tempo de Preparo: 10 minutos

Tempo de Cozimento: 25 minutos

Porções: 4

Ingredientes:

- 1/2 xícara de iogurte grego
- 2 colheres de sopa de endro picado
- 1 colher de chá de suco de limão
- 4 pepino picados
- 2 dentes de alho espremidos
- Sal e pimenta a gosto

Modo de Preparo:

1. Misture todos os ingredientes em uma saladeira.
2. Tempere com sal e pimenta ao seu gosto e coma.

Informação Nutricional:

- Calorias: 115
- Gordura: 9 g
- Fibras: 10 g
- Carboidratos: 21 g
- Proteína: 9 g

23. Salada De Salmão Grelhado De Verão

Tempo de Preparo: 10 minutos

Tempo de Cozimento: 30 minutos

Porções: 4

Ingredientes:

- 2 filés de salmão

- Sal e pimenta a gosto

- 2 xícaras de caldo de legumes

- 1/2 xícara de bulgur

- 1 xícara de tomate cereja cortado ao meio

- 1/2 xícara de milho verde

- 1 limão espremido

- 1/2 xícara de azeitona verde fatiada

- 1 pepino em cubos

- 1 cebolinha picada

- 1 pimenta vermelha picada

- 1 pimentão Vermelho sem semente picado

Modo de Preparo:

1. Aqueça uma frigideira em fogo médio média e coloque o salmão, temperando com sal e pimenta. Grelhe os dois lados do salmão até dourar e reserve.

2. Aqueça o caldo em uma panela até ficar bem quente, adicione o bulgur e cozinhe até que o líquido seja completamente absorvido.

3. Misture o salmão, o bulgur e todos os outros ingredientes em uma saladeira, e ajuste o sal e pimenta se desejar, de acordo com seu gosto.

4. Sirva a salada assim que estiver pronta.

Informação Nutricional:

- Calorias: 110

- Gordura: 13 g

- Fibras: 7 g

- Carboidratos: 13 g

- Proteína: 18 g

24. Salada de Brócolis com Cebola Caramelizada

Tempo de Preparo: 10 minutos

Tempo de Cozimento: 25 minutos

Porções: 4

Ingredientes:

- 3 colheres de sopa de azeite de oliva extra-virgem

- 2 cebola roxas fatiadas

- 1 colher de chá de tomilho seco

- 2 colheres de sopa de vinagre balsâmico

- 1 500 gramasde brócolis cortado em buquês

- Sal e pimenta a gosto

Modo de Preparo:

1. Aqueça o azeite e adicione as cebolas. Refogue até que as cebolas fiquem caramelizadas. Junte o vinagre e o tomilho e retire do fogo.

2. Misture o brócolis com cebola em uma tigela, adicionando sal e pimenta se desejar. Sirva e coma a salada o mais rápido possível.

Informação Nutricional:

- Calorias: 113; Gordura: 9 g

- Fibras: 8 g; Carboidratos: 13 g

- Proteína: 18 g

25. Salada Mista de Couve-Flor Assada

Tempo de Preparo: 10 minutos

Tempo de Cozimento: 30 minutos

Porções: 4

Ingredientes:

- 2 colheres de sopa de azeite de oliva extra-virgem
- 1 colher de chá de hortelã seca
- 1 colher de chá de orégano seco
- 2 colheres de sopa de salsinha picada
- 1 pimenta vermelha picada
- 1 limão espremido
- 1 cebolinha picada
- 2 colheres de sopa de coentro picado
- Sal e pimenta a gosto

Modo de Preparo:

1. Aqueça o forno a 350 ° F.

2. Em uma assadeira funda, misture o azeite de oliva, a hortelã, a couve-flor e o orégano e leve ao forno por 15 minutos.

3. Depois de assado, despeje tudo em uma saladeira e acrescente os ingredientes restantes, mexendo bem.

4. Emprate a salada e coma fresco e quente.

Informação Nutricional:

- Calorias: 123

- Gordura: 13 g

- Fibras: 9 g

- Carboidratos: 10 g

- Proteína: 12.5 g

26. Salada Rápida de Rúcula

Tempo de Preparo: 10 minutos

Tempo de Cozimento: 30 minutos

Porções: 4

Ingredientes:

- 6 pimentões vermelhos tostados e fatiados
- 2 colheres de sopa de pinhão
- 2 colheres de sopa de uvas-passas
- 1 cebola roxa fatiada
- 3 xícaras de rúcula
- 2 colheres de sopa de vinagre balsâmico
- 150 gramas de queijo feta esfarelado
- 2 colheres de sopa de azeite de oliva extra-virgem
- 150 gramas de queijo feta esfarelado
- Sal e pimenta a gosto

Modo de Preparo:

1. Numa saladeira, misture o vinagre, o azeite de oliva, os pinhões, as uvas-passas, o pimentão e a cebola.

2. Adicione o queijo feta e a rúcula, misture e sirva.

Informação Nutricional:

- Calorias: 123
- Gordura: 13 g
- Fibras: 9 g
- Carboidratos: 10 g; Proteína: 12 g

Capítulo 7. Sopas

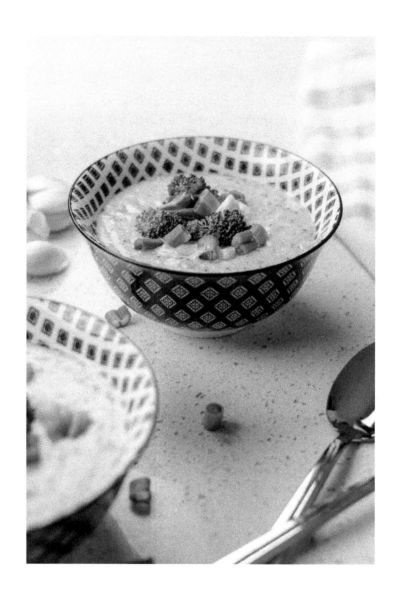

27. Sopa de Jardim de Legumes com Salsa

Tempo de Preparo: 10 minutos

Tempo de Cozimento: 42 minutos

Porções: 8

Ingredientes:

- 2 colheres de sopa de azeite de oliva
- 1 xícara de alho poró picado
- 2 dentes de alho espremidos
- 8 xícaras de caldo de legumes
- 1 cenoura picada
- 1 batata picada
- 1 talo de salsão picado
- 1 xícara de cogumelos
- 1 xícara de brócolis sem o talo
- 1 xícara de couve-flor sem o talo
- 1/2 pimentão vermelho picado
- 1/4 de cabeça de repolho verde picado
- 1/2 xícara de vagem
- 1/2 sal ou a gosto
- 1/2 colher de chá de pimenta preta moída
- 1/2 xícara de salsinha fresca picada

Modo de Preparo:

1. Aqueça o azeite. Adicione o alho e a cebola e refogue por 6 minutos até dourar levemente. Adicione o caldo, a cenoura, o salsão, o brócolis, o pimentão, a vagem, o sal, o repolho, a couve-flor, os cogumelos, a batata e a pimenta.

2. Feche a tampa; cozinhe em fogo alto por 6 minutos. Libere a pressão naturalmente por cerca de 5 minutos. Misture a salsinha e sirva.

Informação Nutricional:

- Calorias: 310

- Carboidratos: 21.1 g

- Proteína: 12 g

- Gordura: 13.1 g

- Sódio: 321 mg

- Fibras: 6.9 g

28. Sopa de Cordeiro e Espinafre

Tempo de Preparo: 10 minutos

Tempo de Cozimento: 50 minutos

Porções: 5

Ingredientes:

- 1 500 gramasde paleta de cordeiro cortado em pedaços pequenos

- 300 gramas de folhas frescas de espinafre picadas

- 3 ovos batidos

- 5 xícaras de caldo de legumes

- 3 colheres de sopa de azeite de oliva

- 1 colher de chá de sal

Modo de Preparo:

1. Coloque em sua panela de pressão o cordeiro junto com os ingredientes restantes. Feche a tampa e cozinhe por 30 minutos em fogo alto.

Informação Nutricional:

- Calorias: 310

- Carboidratos: 21.1 g

- Proteína: 12 g

- Gordura: 13.1 g

- Sódio: 321 mg; Fibras: 6.9 g

29. Canja Sem Esforço

Tempo de Preparo: 10 minutos

Tempo de Cozimento: 20 minutos

Porções: 4

Ingredientes:

- 1 500 gramasde peito de frango sem osso, sem pele e cortado em pedaços
- 1 cenoura grande picada
- 1cebola picada
- 1/4 xícara de arroz
- 1 batata picadinha
- 1/2 colher de chá de sal
- 1 colher de chá de pimenta caiena
- Uma boa quantidade de salsinha picadinha
- 3 colheres de sopa de azeite de oliva
- 4 xícaras de caldo de galinha

Modo de Preparo:

1. Adicione todos os ingredientes exceto a salsa à panela e feche a tampa. Cozinhe por 15 minutos em fogo alto. Solte a pressão. Misture a salsinha fresca e sirva.

Informação Nutricional:

- Calorias: 213
- Carboidratos: 24 g
- Proteína: 16 g; Gordura: 15 g
- Sódio: 213 mg; Fibras: 10.9 g

30. Sopa de Outono Espanhola

Tempo de Preparo: 10 minutos

Tempo de Cozimento: 34 minutos

Porções: 4

Ingredientes:

- 3 batata doces picadas
- 1 colher de chá de sal marinho
- 2 bulbos de erva-doce picados
- 500 gramas de abóbora amassada
- 1 cebola grande picada
- 1 colher de sopa de óleo de coco
- 4 xícaras de água
- 1 colher de sopa de sour cream

Modo de Preparo:

1. Aqueça o óleo de coco e acrescente a cebola e os bulbos de erva-doce. Cozinhe até ficarem macios e translúcidos. Junte os ingredientes restantes e feche a tampa.

2. Cozinhe em fogo alto por 25 minutos. Libere a pressão, transfira a sopa para o liquidificador e bata por 20 segundos até ficar cremoso. Coloque o sour cream por cima e sirva.

Informação Nutricional:

- Calorias: 213

- Carboidratos: 24 g

- Proteína: 16 g

- Gordura: 15 g

- Sódio: 213 mg

- Fibras: 10.9 g

31. Ensopado de Cordeiro Esquenta-pés

Tempo de Preparo: 10 minutos

Tempo de Cozimento: 34 minutos

Porções: 5

Ingredientes:

- 1 Kg de paleta de cordeiro em cubos
- Sal e pimenta preta
- 1 colher de sopa de azeite de oliva
- 1 colher de sopa de manteiga
- 1 xícara decebola picada
- 2-3 dentes de alho espremidos
- 1 colher de sopa de pasta de gengibre
- 1 colher de chá de coentro em pó
- 1 colher de chá de canela em pó
- 1/4-1/2 xícara de água
- 8 damascos secos
- 8 tâmaras sem caroço
- 2 colheres de sopa de amêndoas em lascas
- 1 colher de sopa de raspas de laranja
- 1/2 colher de sopa de mel
- 1 colher de chá de tempero ras el hanout

Modo de Preparo:

1. Tempere os cubos de cordeiro com sal e pimenta levemente.

2. Coloque o azeite e a manteiga na panela de pressão. Em seguida, adicione cubos de cordeiro em 2 porções e refogue por cerca de 4-5 minutos ou até dourar.

3. Com uma escumadeira, transfira os cubos de cordeiro para uma tigela.

4. Na panela, coloque a cebola, o alho, a pasta de gengibre, o coentro e a canela e refogue por cerca de 4-5 minutos.

5. Adicione a água e cozinhe por cerca de 1 minuto, raspando o que grudou no fundo da panela.

6. Junte os cubos de cordeiro.

7. Cozinhe em fogo alto por cerca de 25 minutos.

8. Deixe a pressão sair naturalmente.

9. Retire a tampa e misture os ingredientes restantes.

10. Deixe ferver por cerca de 5-10 minutos até a espessura de molho desejada.

11. Sirva quente.

Informação Nutricional:

- Calorias: 483

- Carboidratos: 22.3 g

- Proteína: 53 g

- Gordura: 20.1 g

- Sugar: 16.3 g

- Sódio: 188 mg

- Fibras: 3 g

Capítulo 8. Sobremesas

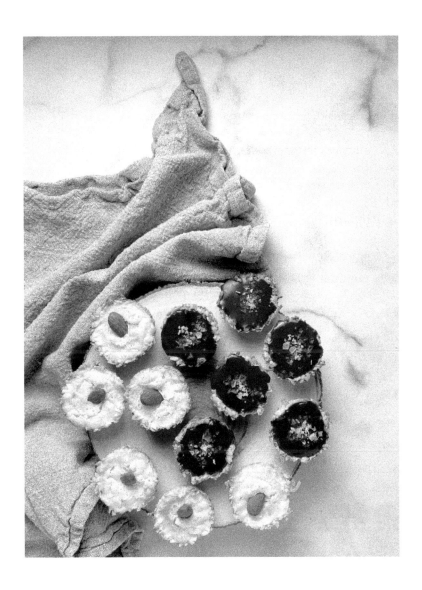

32. Ganache de Chocolate

Tempo de Preparo: 8 minutos

Tempo de Cozimento: 3 minutos

Porções: 16

Ingredientes:

- 300 gramas de chocolate meio amargo picado

- 1/2 xícara de creme de leite fresco

- 1 colher de sopa de rum ouro (opcional)

Modo de Preparo:

1. Coloque o chocolate em uma tigela média. Aqueça o creme de leite em uma panela pequena.

2. Deixe levantar fervura. Quando o creme de leite atingir o ponto de ebulição, despeje o chocolate picado por cima e misture até ficar homogêneo. Coloque o rum, se desejar.

3. Deixe o ganache esfriar um pouco antes de colocá-lo sobre o bolo. Comece no meio do bolo e trabalhe para as bordas. Para uma cobertura fofa ou recheio de chocolate, deixe esfriar até engrossar e bata com um batedor de arame até obter um creme claro e fofo.

Informação Nutricional:

- Calorias: 137

- Gordura: 12.6 g

- Carboidratos: 20.5 g; Proteína: 2.6 g

33.   Docinho Simples de Manteiga de Amendoim e Chocolate

Tempo de Preparo: 8 minutos

Tempo de Cozimento: 0 minutos

Porções: 15

Ingredientes:

- 3/4 xícara de manteiga de amendoim cremosa

- 1/4 xícara de cacau em pó sem açúcar

- 2 colheres de sopa de manteiga de amêndoas amolecida

- 1/2 colher de chá de extrato de baunilha

- 1 3/4 xícaras de açúcar de bordo

Modo de Preparo:

1. Forre uma assadeira com papel manteiga.

2. Misture bem todos os ingredientes em uma tigela.

3. Divida a mistura em 15 partes e molde cada parte em bolas de 1 polegada.

4. Arrume as bolinhas em uma assadeira e leve à geladeira por pelo menos 30 minutos, depois sirva gelada.

Informação Nutricional:

- Calorias: 146

- Gordura: 8.1 g

- Proteína: 4.2 g

34.   Tigela de Manga

Tempo de Preparo: 5 minutos

Tempo de Cozimento: 0 minutos

Porções: 4

Ingredientes:

- 3 xícaras de manga cortada em pedaços médios

- 1/2 xícara de água de coco

- 1/4 xícara de adoçante stevia

- 1 colher de chá de extrato de baunilha

Modo de Preparo:

1. Bata a manga com o restante dos ingredientes na velocidade pulsar, divida em tigelas e sirva gelado.

Informação Nutricional:

- Calorias: 122

- Gordura: 4 g

- Fibras: 5.3 g

- Carboidratos: 6.6 g

- Proteína: 4.5 g

35. Mix de Nozes, Maçã e Pêra

Tempo de Preparo: 4 minutos

Tempo de Cozimento: 0 minutos

Porções: 4

Ingredientes:

- 2 maçãs sem miolo e cortadas em cubos

- 1/2 colher de chá de baunilha

- 1 xícara de suco de maçã

- 2 colheres de sopa de nozes picadas

- 2 maçãs sem miolo e cortadas em cubos

Modo de Preparo:

1. Coloque todos os ingredientes na panela de pressão e mexa bem.

2. Tampe a panela e cozinhe em fogo alto.

3. Deixe a pressão sair naturalmente.

4. Sirva e aproveite.

Informação Nutricional:

- Calorias: 132

- Gordura: 2.6 g

- Carboidratos: 28.3 g

- Sugar: 21.9 g

- Proteína: 1.3 g ; Colesterol: 0 mg

36.   Molho de Pêra Picante

Tempo de Preparo: 4 minutos

Tempo de Cozimento: 6 horas

Porções: 12

Ingredientes:

- 8 pêras sem miolo e picada

- 1/2 colher de chá de canela em pó

- 1/4 colher de chá de noz-moscada em pó

- 1/4 colher de chá de cardamomo em pó

- 1 xícara de água

Modo de Preparo:

1. Coloque todos os ingredientes na panela de pressão elétrica e mexa bem.

2. Feche a panela, selecione o modo de cozimento lento e cozinhe em potência baixa por 6 horas.

3. Amasse o molho usando um espremedor de batatas.

4. Despeje em um recipiente e congele.

Informação Nutricional:

- Calorias: 81

- Gordura: 0.2 g

- Carboidratos: 21.4 g

Capítulo 9. Petiscos

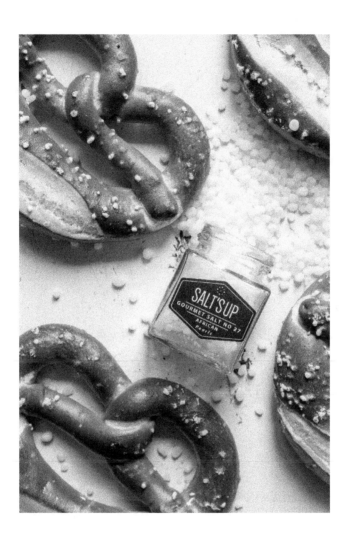

37.   Molho de Espinafre e Alcachofra

Tempo de Preparo: 10 minutos

Tempo de Cozimento: 20 minutos

Porções: 8

Ingredientes:

- Azeite de oliva extra-virgem para pincelar

- 1 pacote de espinafre congelado picado

- 1 vidro de coração de alcachofra marinado

- 1 xícara de iogurte grego natural com baixo teor de gordura

- 1 xícara de queijo fontina ralado

- 1/3 xícara de queijo feta esfarelado

- 2 dentes de alho espremidos

- Uma pitada sal

- 1/3 de xícara de queijo parmesão ralado

Modo de Preparo:

1. Pré-aqueça o forno to 350°F. Pincele levemente uma assadeira de 1 litro com azeite de oliva.

2. Em uma tigela, misture o espinafre, o coração de alcachofra, o iogurte, o queijo fontina, o queijo feta, o alho e o sal. Misture bem.

3. Despeje na assadeira. Salpique com o parmesão.

4. Asse até dourar e borbulhar.

Informação Nutricional:

- Calorias: 141

- Gorduras Totais: 8 g

- Proteína: 10 g

- Carboidratos: 9 g

- Fibras: 4 g

38.   Tomate Cereja Recheado

Tempo de Preparo: 15 minutos

Tempo de Cozimento: 15 minutos

Porções: 8

Ingredientes:

- 24 tomates cereja

- 1/3 de xícara de ricota semi-desnatada

- 1/4 de xícara de pepino descascado e picado

- 1 colher de sopa de cebola roxa picadinha

- 2 colheres de chá de manjericão fresco picadinho

Modo de Preparo:

1. Corte o topo de cada tomate. Raspe com cuidado e descarte a polpa de dentro.

2. Em uma tigela, misture a ricota, o pepino, a cebola roxa e o manjericão. Mexa bem.

3. Coloque a mistura de queijo ricota dentro dos tomates e sirva frio.

Informação Nutricional:

- Calorias: 75

- Gorduras Totais: 3 g

- Proteína: 6 g

- Carboidratos: 9 g; Fibras: 1 g

39. Chips Picante de Pão Pita Assado

Tempo de Preparo: 10 minutos

Tempo de Cozimento: 10 minutos

Porções: 6

Ingredientes:

- 2 colheres de sopa de azeite de oliva extra-virgem
- 1 colher de chá de orégano seco
- 1/2 colher de chá de páprica
- 1/2 colher de chá de sal
- 1/4 colher de chá de pimenta preta moída fresca
- 1/4 colher de chá de pimenta caiena
- 3 pães pita, cada um cortado em 8 triângulos

Modo de Preparo:

1. Pré-aqueça o forno to 350°F. Forre uma assadeira rasa com papel manteiga.

2. Misture o azeite de oliva, o orégano, a páprica, o sal, a pimenta preta e a caiena. Misture bem.

3. Espalhe os triângulos de pão pita na assadeira. Pincele com a mistura de óleo dos dois lados.

4. Asse até dourar e ficar crocante.

Informação Nutricional:

- Calorias: 78

- Gorduras Totais: 5 g

- Proteína: 1 g

- Carboidratos: 8 g

- Fibras: 1 g

40. Molho de Pimentão Vermelha Assado

Tempo de Preparo: 1 hora

Tempo de Cozimento: 45 minutos

Porções: 6

Ingredientes:

- 4 pimentões vermelhos sem sementes e cortado em 4 partes

- 1 cebola grande picada

- 2 colheres de sopa de azeite de oliva extra-virgem

- 1 colher de chá de vinagre de vinho tinto

- 1 e 1/2 colheres de chá de sal

- 1/4 de colher de chá de pimenta preta moída fresca

- 2 dentes de alho descascados

Modo de Preparo:

1. Aqueça o forno e forre uma assadeira rasa com papel alumínio.

2. Em uma tigela grande, misture os pimentões e a cebola com azeite de oliva, vinagre, sal e pimenta.

3. Espalhe os pimentões e a cebola em uma única camada na assadeira. Asse por 30 minutos, depois acrescente os dentes de alho e asse por mais 15 minutos até que os pimentões comecem a escurecer nas bordas. Retire do forno e reserve para esfriar.

4. Deixe esfriar antes de servir.

Informação Nutricional:

- Calorias: 85

- Gorduras Totais: 5 g

- Proteína: 1 g

- Carboidratos Totais: 9 g

- Fibras: 3 g

41. Ovos Recheados com Páprica Espanhola Defumada

Tempo de Preparo: 15 minutos

Tempo de Cozimento: 15 minutos

Porções: 6

Ingredientes:

- 6 ovos grandes
- 1 a 2 colheres de sopa de maionese
- 1 colher de chá de mostarda Dijon
- 1/2 colher de chá de mostarda em pó
- 1/2 colher de chá de sal
- 1/4 colher de chá de pimenta preta moída fresca
- 1 colher de chá de páprica defumada

Modo de Preparo:

1. Cozinhe o ovos em água suficiente para cobri-los completamente.

2. Quando os ovos estiverem cozidos, descasque-os e corte-os ao meio no sentido do comprimento. Separe as gemas e coloque-as em uma tigela pequena.

3. Às gemas, adicione 1 colher de sopa de maionese, a mostarda Dijon, a mostarda em pó, o sal e a pimenta. Mexa para misturar completamente e em seguida adicione a colher de sopa de maionese restante, se desejar, para obter uma consistência mais

lisa. Coloque 1/2 colher de sopa da mistura de gema em cada metade de clara cozida.

4. Disponha os ovos no prato e salpique com a páprica defumada.

Informação Nutricional:

- Calorias: 89

- Gorduras Totais: 7 g

- Proteína: 6 g

- Carboidratos: 1 g

Capítulo 10. Pratos À Base de Vegetais

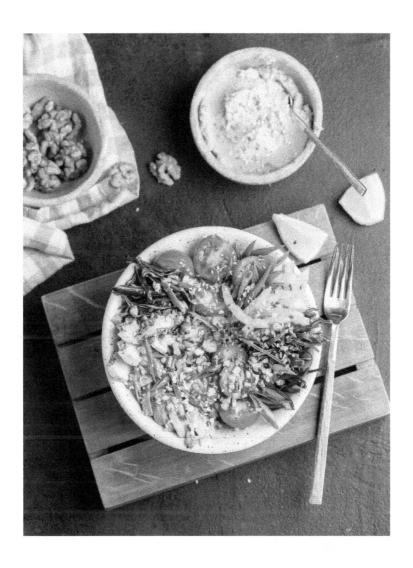

42. Salada de Feijão

Tempo de Preparo: 5 minutos

Tempo de Cozimento: 3 minutos

Porções: 16

Ingredientes:

- 500 gramas de vagem

- 1 500 gramasde grão de bico

- 500 gramas de feijão tipo kidney beans

- 1 cebola

- 1/2 colher de sopa de açúcar refinado

- 10 colheres de sopa de vinegar branco

- 5 colheres de sopa de óleo vegetal

- 1/2 colher de chá de sal

- 1/2 colher de chá de pimenta preta

- 1/2 colher de chá de semente de salsão

Modo de Preparo:

1. Misture todos os ingredientes e leve à geladeira por pelo menos 12 horas.

Informação Nutricional:

- Calorias: 126; Gordura: 8.6 g

- Carboidratos: 6.9 g; Proteína: 6.9 g

43. Abobrinha Grelhada com Molho de Tomate

Tempo de Preparo: 5 minutos

Tempo de Cozimento: 10 minutos

Porções: 4

Ingredientes:

- 4 abobrinhas fatiadas

- 1 colher de sopa de azeite de oliva

- Sal e pimenta

- 1 xícara de tomate picados

- 1 colher de sopa dehortelã picada

- 1 colher de chá de vinagre de vinho tinto

Modo de Preparo:

1. Pré-aqueça sua grelha.

2. Unte a abobrinha com azeite e tempere com sal e pimenta.

3. Grelhe por 4 minutos de cada lado.

4. Misture os ingredientes restantes em uma tigela.

5. Cubra a abobrinha grelhada com molho de hortelã.

Informação Nutricional:

- Calorias: 71

- Gordura: 5 g

- Carboidratos: 6 g; Proteína: 2 g

44. Creme de Brócolis

Tempo de Preparo: 5 minutos

Tempo de Cozimento: 20 minutos

Porções: 4

Ingredientes:

- 1 500 gramasde brócolis sem o talo

- 4 xícaras de caldo de legumes

- 2 cebolas tipo shallots picadas

- 1 colher de chá de pimenta chili em pó

- Sal

- Pimenta preta

- 2 dentes de alho ralados

- 2 colheres de sopa de azeite de oliva

- 1 colher de sopa de endro picado

Modo de Preparo:

1. Aqueça uma panela com o azeite em fogo médio-alto; adicione a cebola e o alho e refogue por 2 minutos.

2. Adicione o brócolis e o outros ingredientes, leve para ferver e cozinhe em fogo médio por 18 minutos.

3. Bata com um mix, divida o creme em tigelas e sirva.

Informação Nutricional:

- Calorias: 111

- Gordura: 8 g

- Carboidratos: 10.2 g

- Proteína: 3.7 g

45. Linguine com Cogumelos Selvagens

Tempo de Preparo: 5 minutos

Tempo de Cozimento: 10 minutos

Porções: 4

Ingredientes:

- 400 gramas de cogumelos sortidos fatiados

- 2 cebolinhas picadas

- 1 e 1/2 colher de chá de alho ralado

- 1 500 gramasde macarrão tipo linguine integral

- 1/4 de xícara de levedura nutricional

- 1/2 colher de chá de sal

- 3/4 colher de chá de pimenta preta moída

- 6 colheres de sopa de azeite de oliva

- 3/4 xícaras de caldo de legumes, já quente

Modo de Preparo:

1. Pegue uma frigideira, leve ao fogo médio-alto, acrescente o alho e o cogumelo e refogue por 5 minutos até ficar macio.

2. Transfira para uma panela; adicione o macarrão cozido e o demais ingredientes, exceto a cebolinha.

3. Decore com cebolinha e sirva.

Informação Nutricional:

- Calorias: 430

- Gordura: 15 g

- Carboidratos: 62 g

- Proteína: 15 g

Capítulo 11. Molhos e Marinadas

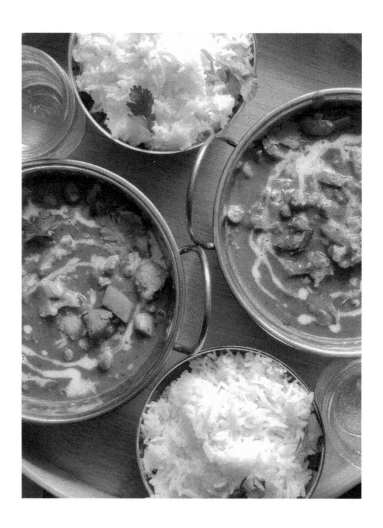

46. Curry de Grão-de-bico na Panela de Pressão

Tempo de Preparo: 10 minutos

Tempo de Cozimento: 11 horas

Porções: 15

Ingredientes:

- 1 xícara de grão de bico cru

- 1 colher de sopa de azeite de oliva

- 1 colher de sopa de semente de cominho

- 1 colher de sopa de gengibre ralado

- 4 dentes de alho amassados

- 1 cebola picada

- 2 pimentas verdes sem semente

- 2 tomate romanos bem picadinhos

- 1 colher de chá de sal

- 1 colher de sopa de coentro em pó

- 1 colher de sopa de garam masala

- 1 colher de chá de cominho em pó

- 1/4 colher de chá de pimenta caiena

- 1 colher de chá de pimenta vermelha em pó

- 1/2 colher de chá de funcho em pó

- 2 xícaras de água

Modo de Preparo:

1. Primeiro, lave e deixe o grão de bico de molho durante a noite em 4 xícaras de água. Coe e enxágue bem.

2. Refogue as sementes de cominho após 30 segundos de aquecida a panela. Quando o cominho começar a espirrar, acrescente a cebola, o alho, o gengibre, a pimenta verde e o tomate e refogue por um minuto.

3. Adicione os temperos, o grão de bico e a água. Feche a tampa e cozinhe na pressão por 35 minutos.

4. Quando pronto, libere naturalmente a pressão por 10 minutos e, em seguida, libere rapidamente o restante da pressão. Abra a tampa e remova o conteúdo. Amasse alguns grãos para deixar o curry mais cremoso. Pode decorar com cominho em pó e espremer um pouco de suco de limão fresco. Agora está pronto para servir.

Informação Nutricional:

- Calorias: 205

- Proteína: 9 g

- Gorduras Totais: 6 g

- Carboidratos: 31 g

47. Molho de Pimenta Agridoce na Panela de Pressão

Tempo de Preparo: 10 minutos

Tempo de Cozimento: 35 minutos

Porções: 16

Ingredientes:

- 2 pimentas grandes tipo chili frescas cortadas ao meio

- 2 dentes de alho descascados

- 1 polegada de gengibre descascado

- 1/2 xícara de água

- 1/2 xícara de vinagre de cidra de maçã

- 1/2 xícara de mel

- Sal a gosto

Modo de Preparo:

1. Coloque a pimenta, o alho e o gengibre no processador de alimentos e bata até ficar bem picado.

2. Aqueça a panela de pressão e adicione a mistura de pimenta, a água, o vinagre e o mel e misture bem.

3. Cozinhe e ocasionalmente mexa até que a espessura do molho fique do seu agrado por 15-20 minutos.

4. Adicione sal a gosto.

5. Transfira o molho para um pote de vidro.

Informação Nutricional:

- Calorias: 37

- Proteína: 0.2 g

- Gorduras Totais: 0

- Carboidratos: 9.6 g

48.   Molho de Pimenta Vermelha Tostada na Panela de Pressão

Tempo de Preparo: 10 minutos

Tempo de Cozimento: 45 minutos

Porções: 4

Ingredientes:

- 1 colher de chá de óleo de coco

- 1 cebola

- 3 dentes de alho

- 1/2 colher de chá de coentro em pó

- 1/2 colher de chá de cominho

- 1/2 colher de chá de pimenta preta

- 1/8 de colher de chá de canela

- 1 lata de tomate picado

- 3 pimentões vermelhos picados

- 2 colheres de chá de vinagre de cidra de maçã

- 1 colher de chá de pasta de alho e pimenta

- 1/2 colher de chá de páprica em pó

- 1/4 colheres de chá de ancho chili em pó

- 1 colher de chá de sal

Modo de Preparo:

1. Aqueça a panela para refogar e derreta o óleo de coco. Refogue as cebolas por 7 minutos até ficarem translúcidas, depois adicione o alho e refogue por mais um minuto.

2. Coloque mais um pouco de óleo de coco em um canto da panela e polvilhe o coentro, o cominho, a pimenta preta e canela nesse mesmo canto. Refogue por 30 segundos e mexa bem.

3. Adicione o tomate, os pimentões, o vinagre, a pasta de alho e pimenta, a páprica, o sal e a pimenta.

4. Feche a tampa e deixe na pressão por 10 minutos.

5. Solte rapidamente a pressão e transfira o molho para o liquidificador. Bata até ficar homogêneo.

Informação Nutricional:

- Calorias: 336

- Proteína: 1.9 g

- Gorduras Totais: 31 g

- Carboidratos: 12 g

49. Marinada de Carne no Instant Pot Ace Blender

Tempo de Preparo: 10 minutos

Tempo de Cozimento: 9 minutos

Porções: 2.5 xícaras de

Ingredientes:

- 3/4 de xícara de suco de tomate

- 1 e 1/2 xícaras de vinagre balsâmico

- 2 colher de sopa de Worcestershire sauce

- 2 colheres de sopa de azeite de oliva

- 1 1/2 colher de chá de pimenta preta moída

- 1 1/2 kosher sal

- 1/2 colher de chá de dried thyme

- 3 cloves of garlic

- 1/2 cebola

Modo de Preparo:

1. Adicione todos os ingredientes no liquidificador Instant Pot Ace Blender. Feche a tampa e selecione pulsar.

2. Bata até ficar homogêneo.

Informação Nutricional:

- Calorias: 9.9

- Proteína: 0 g

- Gorduras Totais: 0 g

- Carboidratos: 2 g

50. Molho Toscano de Feijão Branco no Ace Blender

Tempo de Preparo: 10 minutos

Tempo de Cozimento: 6 minutos

Porções: 3 xícaras de

Ingredientes:

- 3 colheres de chá de manjericão fresco

- 1 Kg de feijão cannellini

- 2 dentes de alho

- 1/4 de cebola picada

- 1/4 de xícara de caldo de legumes

- 1 colher de chá de tempero italian

- 1/2 colher de chá de pimenta preta

- 1/2 colher de chá de sal

- 1/4 xícara de azeite de oliva extra-virgem

- 1/3 de xícara de queijo parmesão ralado

Modo de Preparo:

1. Coloque todos os ingredientes em um liquidificador Instant Pot Ace Blender. Pulse até ficar homogêneo.

2. Despeje em uma tigela e está pronto para servir.

Informação Nutricional:

- Calorias: 34.5

- Proteína: 2.4 g

- Gorduras Totais: 0.2 g

- Carboidratos: 6.3 g

Conclusão

A dieta mediterrânea enfatiza alimentos frescos como frutas e vegetais em combinação com grãos integrais. É pobre carne vermelha e rica peixes, aves, nozes e grãos. Esta dieta tem muitos tipos diferentes de grupos de alimentos para auxiliar na variedade para o seu dia-a-dia: pão (integral), feijão / lentilha / nozes / sementes, frutas vermelhas / vegetais, laticínios (com baixo teor de gordura), azeite de oliva, peixe / carne resfriados ou crus (de preferência peixes oleosos), vinho e álcool ilimitados (geralmente não mais do que 1 copo por dia), queijo (baixo teor de gordura), frutas (frescas), berinjela, batatas (com casca), repolho (cru) e macarrão (integral).

Adicione vegetais às refeições, como tomates. Não cozinhe demais suas carnes. Para reduzir o risco de câncer, todas as carnes devem ser grelhadas em fogo baixo para que não tostem. É melhor usar bifes em vez de hambúrgueres ou carne moída. Certifique-se que os cortes sejam da carne branca da ave seja de frango ou peru, e não escura, incluindo fígado ou ossos. Use cortes magros de carne bovina / suína, como lombo, alcatra e patinho, em vez de cortes com alto teor de gordura: cortes como alcatra ou filé de costela. O peixe deve ser de carne firme e sem pele, e frito em óleo leve, como azeite de oliva, em vez de frito na manteiga ou margarina, pois isso pode aumentar a quantidade calorias ingeridas por porção. Sempre use carne de peru branca em vez de peito de carne escura para receitas que pedem o tipo de carne, já que a carne branca tem menos gordura: por porção do que a carne escura de peito.

Todas as frutas devem ser comidas cruas para fornecer sabor e seu teor de vitaminas, que inclui vitamina C e outras. A saúde mediterrânea é um estilo de vida saudável que inclui comer muitas frutas frescas, muitos vegetais, grãos integrais e gorduras saudáveis, quantidades moderadas de álcool, frutos do mar e aves, além de praticar atividades físicas. A dieta mediterrânea é um padrão alimentar saudável recomendado para pessoas que vivem em climas do norte, que apresentam baixo risco desenvolver doenças cardiovasculares ou diabetes. É chamada de dieta mediterrânea porque se originou na Grécia, na Turquia e nos países do sul do Mar Mediterrâneo. Esses países (e outros da região) compartilham muitas semelhanças culturais e culinárias.

A dieta mediterrânea, frequentemente chamada de estilo de vida mediterrâneo, tem recebido muita atenção recentemente. Cada vez mais pessoas estão tentando comer de forma mais saudável ou simplesmente começam a pensar no que comem. As dietas mediterrâneas, às vezes chamadas de dieta mediterrânea tradicional ou estilo de vida tradicional, foram originalmente elaboradas para quem trabalhava em fazendas. Eles contêm alimentos que resultam em corações saudáveis e corpos robustos. Muitos chamam a dieta mediterrânea de "dieta para um corpo de praia". Por mais surpreendente que isso possa ser, não há muita diferença entre a dieta mediterrânea e a dieta Atkins. Todos os três se concentram em comer alimentos saudáveis. A dieta mediterrânea é baseada no fato de que os alimentos geralmente contêm mais de um nutriente. A maioria das frutas e vegetais contém um pouco de gordura ou açúcar. A ideia é comer uma variedade alimentos de todas as partes do mundo, e isso inclui diferentes tipos de carnes, queijos, cereais, legumes, nozes e outros alimentos.

Além de ser uma ótima maneira de se alimentar bem de forma natural, a dieta mediterrânea faz bem à saúde. Foi demonstrado que ajuda na perda de peso e na prevenção de doenças cardiovasculares. Também promove a manutenção do peso após a perda de peso. Estudos demonstraram que pode reduzir os níveis de colesterol em pessoas obesas, bem como reduzir a pressão arterial em pessoas com hipertensão. Pessoas com colesterol alto podem ter seus níveis reduzidos seguindo uma dieta mediterrânea. Estudos também demonstraram que pode ajudar a combater o câncer naturalmente, ao mesmo tempo que faz os tumores encolherem mais rapidamente do que em outros regimes dietéticos.